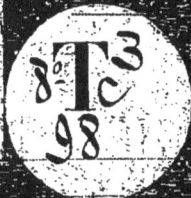

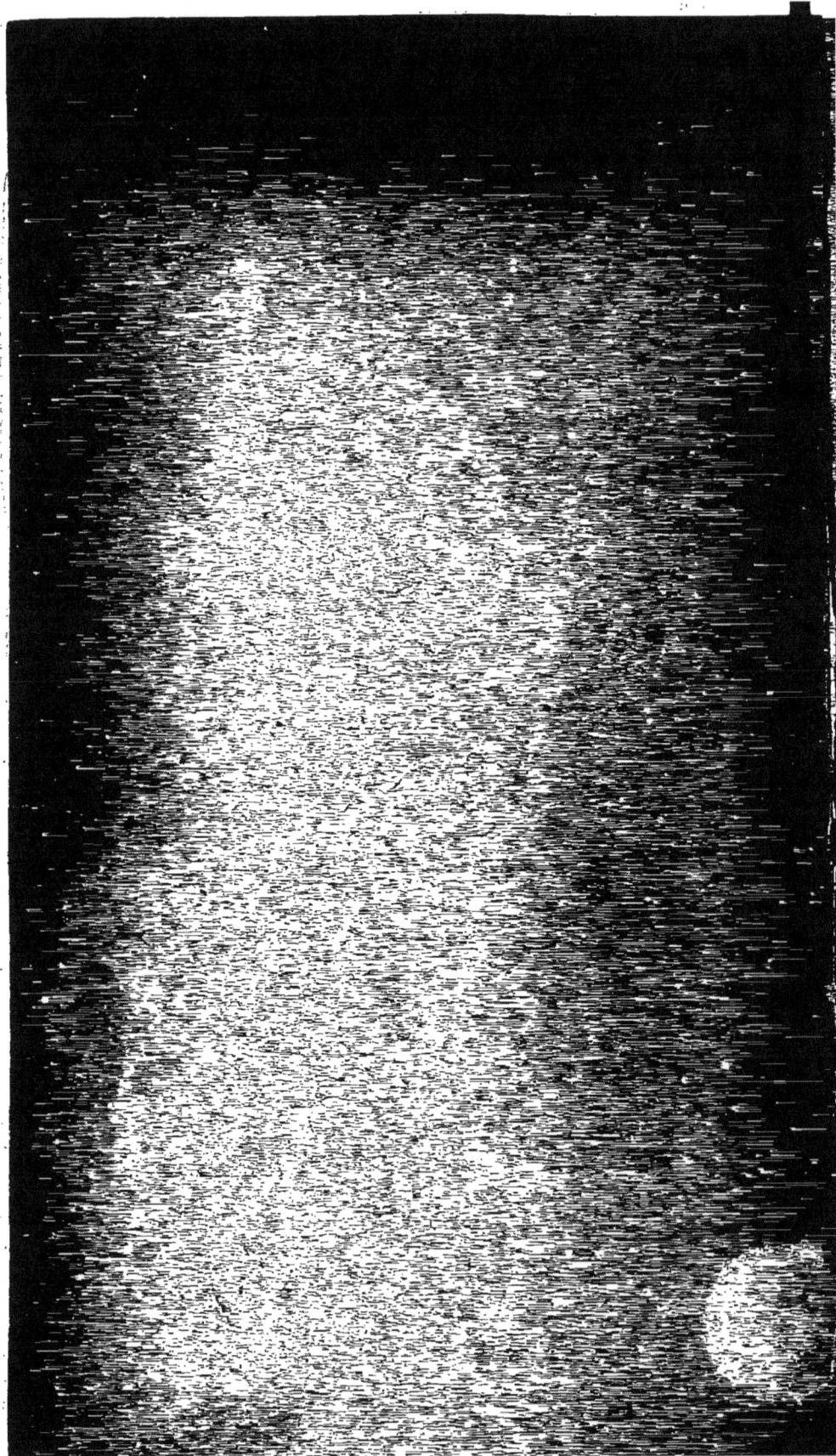

Dʳ F. VIAULT

Professeur à l'Université
de Bordeaux

ÉTAT ACTUEL DE LA QUESTION

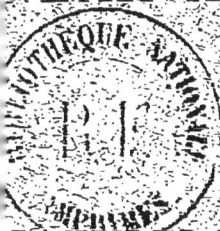

DE

L'HYPERGLOBULIE DES ALTITUDES

RAPPORT

Présenté à la Société d'Hydrologie

et de Climatologie de Bordeaux

PARIS

ÉDITIONS DE LA "GAZETTE DES EAUX"

3, Rue Humboldt, 3

1913

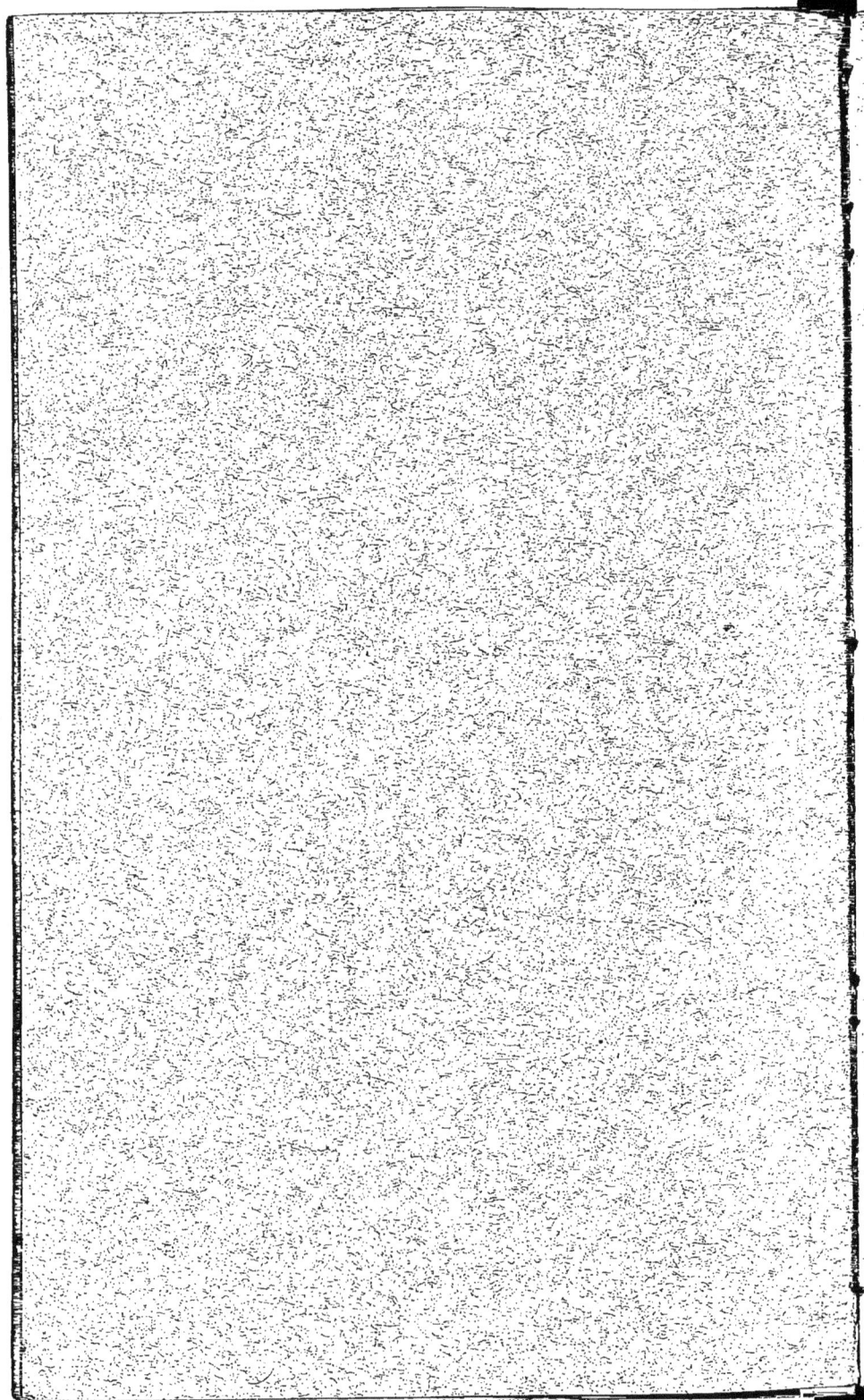

Dr F. VIAULT

Professeur à l'Université
de Bordeaux

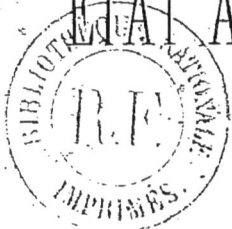

ÉTAT ACTUEL DE LA QUESTION

DE

L'HYPERGLOBULIE DES ALTITUDES

RAPPORT

Présenté à la Société d'Hydrologie
et de Climatologie de Bordeaux

PARIS

ÉDITIONS DE LA " GAZETTE DES EAUX "

3, Rue Humboldt, 3

1913

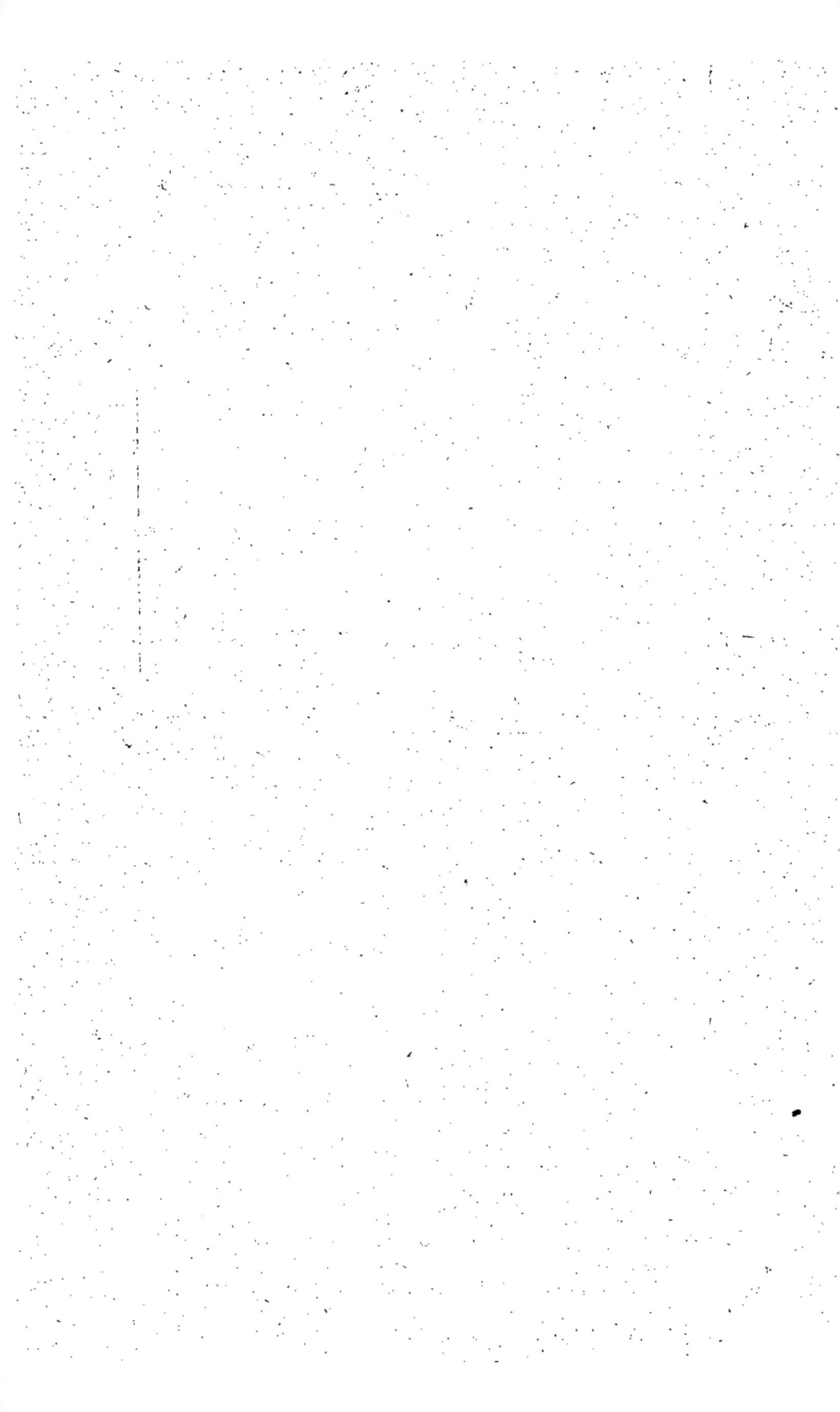

État actuel de la question

l'Hyperglobulie des Altitudes

Par le Dʳ F. VIAULT

Professeur à l'Université de Bordeaux

RAPPORT

présenté à la Société d'Hydrologie et de Climatologie
de Bordeaux

La question de l'hyperglobulie des altitudes, dont j'ai
accepté, à la demande de notre Secrétaire général, de faire la
mise au point devant vous, est d'origine essentiellement
bordelaise. Depuis le jour où, en 1890, je l'ai introduite
dans la science, après un voyage dans la Cordillère des
Andes, à la mine de Morococha, et un séjour à l'Observatoire
du Pic du Midi, son existence a été confirmée par de nombreux chercheurs.

Je ne sais qui a dit qu'en France toute découverte passe
par trois phases : l'indifférence, le dénigrement et la contestation de priorité. L'hyperglobulie des altitudes n'aura peut-
être pas complètement échappé à cette destinée. En France,
sauf l'école physiologique bordelaise, où M. le Pʳ Jolyet et le
Dʳ Sellier l'ont acceptée et confirmée par leurs recherches,
nous ne voyons que M le Dʳ Regnard qui s'en soit occupé
pendant la première phase, tandis qu'à l'étranger elle a été
l'objet d'innombrables recherches.

La période de critique et de dénigrement est commencée
depuis 1897, mais avec des arguments dont je vous montre-

rai tout à l'heure la fragilité. Et, quant à la période de contestation de priorité, nous apprendrons sans doute un jour que l'hyperglobulie a été découverte par quelque auteur du XVIIIe siècle ! En attendant, des écrivains ignorants et mal renseignés l'ont déjà attribuée à P. Bert, qui n'en parle, au contraire, que comme d'une hypothèse inadmissible ; et, fait encore plus invraisemblable, des Allemands, suivis d'ailleurs par des Français, attribuent sa découverte (y compris le voyage à la mine de Morococha, dans les Andes, où il n'est certainement jamais allé) au médecin allemand Lazarus ! Voilà comme on écrit l'histoire.

Le développement extraordinaire de l'aéronautique, dans ces dernières années, et la multiplication des excursions en ballon libre, en dirigeable, en aéroplane, ont paru à quelques jeunes physiologistes une occasion d'étudier l'action des ascensions à grande hauteur sur l'organisme et ils n'ont pas craint d'apporter aux Sociétés Savantes, en des formules jugées par eux définitives, les résultats d'expériences très peu nombreuses, mais d'ailleurs terriblement difficiles !

Même en admettant la valeur de ces résultats, la saine logique veut qu'on ne les accepte strictement que pour les conditions dans lesquelles ils ont été obtenus et qu'on se garde bien de les étendre, même par analogie à d'autres conditions foncièrement différentes. Or, de ce que l'hyperglobulie ne serait qu'une apparence et non une réalité dans les ascensions en ballon, on a voulu conclure qu'il en est de même pour l'hyperglobulie produite par le séjour dans la montagne. C'est là une erreur de raisonnement et la méthode expérimentale, qui doit toujours s'appuyer sur un déterminisme scientifique rigoureux, ne permet pas des généralisations si étendues.

L'hyperglobulie des altitudes a d'ailleurs eu la bonne fortune, peu de temps après sa naissance, de provoquer par analogie, dans le domaine de la pathologie expérimentale et de la clinique, la découverte de faits analogues observés par Jolyet et Sellier sur la poule à trachée rétrécie, par Vaquez sur les sujets atteints de cyanose congénitale et, depuis, dans beaucoup d'autres cas pathologiques. En sorte que l'hyperglobulie des altitudes a pris place, aujourd'hui, dans un vaste cadre symptomatologique, celui des hyperglobulies, et que ce voisinage lui donne une nouvelle valeur, en même temps qu'il indique la cause générale à laquelle sa produc- tion est due et qu'elle ne reste pas dans la science un fait isolé et d'interprétation plus ou moins énigmatique.

Toutes ces hyperglobulies, qui sont venues depuis se ran- ger à côté de l'hyperglobulie des altitudes, sont comme elle une réaction de défense de l'organisme en présence de la diminution de tension de l'oxygène, soit dans l'air raréfié des montagnes ou dans les cloches à décompression, soit dans les cas d'insuffisance de l'hématose par des causes patholo- giques diverses modifiant la ventilation pulmonaire (rétré- cissement de la trachée) ou la circulation du sang (rétrécis- sement de l'artère pulmonaire dans la cyanose). Elles sont toutes la manifestation éclatante de cette grande loi physio- logique que j'ai coutume, depuis 20 ans, dans mon ensei- gnement et dans mes publications, d'appeler la Lutte pour l'oxygène.

C'est une vérité déjà depuis longtemps banale que tout ce qui vit respire, c'est-à-dire consomme de l'oxygène. Grâce à la respiration et à la circulation, les éléments de nos tissus vivent au milieu d'un courant d'O. incessamment renouvelé et qui traverse notre organisme à raison de 25 litres (Vie- rordt) par heure ou 600 litres par jour.

Le besoin de cet oxygène est tel pour certaines de nos cellules, en particulier celles des centres nerveux bulbaires qui commandent les mouvements de la respiration et de la circulation, qu'elles ne peuvent en être privées plus d'une minute ou deux sous peine d'asphyxie ou de mort. Qu'une si courte privation d'oxygène puisse suffire pour abolir le fonctionnement de ces cellules, d'une façon définitive et sans retour possible, malgré la rapidité des soins apportés dans le traitement de certaines asphyxies simples, de la sub- mersion, etc., c'est un fait bien remarquable et en même temps la preuve de lésions en quelque sorte instantanées qui ne sont pas décelables par nos moyens actuels d'investiga- tion, mais qui n'en sont pas moins certaines. Pour d'autres centres inférieurs de la moelle, d'une vitalité moins fragile, situés dans la région lombaire, la réalité de ces lésions a été démontrée physiologiquement par l'ancienne expérience de Stenon, histologiquement par les récentes recherches de Soulé qui, sur le lapin, a montré qu'après 10 minutes d'interruption de la circulation artérielle, c'est-à-dire de l'apport d'oxygène dans la moelle lombaire, les cellules de la substance grise présentent des altérations microscopiques évidentes, bien que l'aspect de la moelle à l'œil nu n'ait pas encore changé. Ces cellules sont atteintes de dégénérescence granuleuse, de chromatolyse, de déformation du noyau, etc......

Toutes ces cellules des centres nerveux (cerveau, bulbe, moelle, centres ganglionnaires périphériques), certainement aussi les éléments de la substance blanche et des nerfs, comme le prouve la paralysie ischémique de Volkmann, ont donc un impérieux besoin d'oxygène continuellement renouvelé. Le myocarde, les fibres musculaires ordinaires sont aussi des consommateurs énergiques d'oxygène, de même que les globules blancs, qui s'arrêtent dans leur migration dès qu'ils en sont privés. Bref, le protoplasma de tous les éléments réclame sa ration ininterrompue d'oxygène et la vie sans oxygène n'est pas possible. Il est le *pabulum vitæ* par excellence.

Dans ces conditions, il est évident que la Nature a dû prendre toutes ses dispositions en vue d'assurer la satisfaction d'un besoin si inéluctable. Chez les animaux supérieurs, un des moyens les plus simples mis en œuvre dans ce but, quand la tension de l'oxygène diminue dans le milieu ambiant, est, comme je l'ai montré en 1890, l'augmentation du nombre des globules rouges chargés de capter cet oxygène. Mais ce n'est pas là le seul moyen, ni même le premier mis en œuvre au moins chez les mammifères, et je dois en signaler deux autres qui me serviront à réfuter un des arguments avancés contre l'hyperglobulie : 1° Tout l'oxygène absorbé par le sang à son passage dans le poumon n'est pas consommé par les tissus, puisque sur 19 à 20 cc d'oxygène par 100 cc de sang, dans les conditions ordinaires que contient le sang artériel chez le chien, il en reste encore 8 cc dans le sang veineux qui arrive au cœur droit. Ces 8 cc o/o constituent une première réserve à la disposition des tissus qui l'utilisent, en effet, en cas de besoin, puisque, après 1 minute à 1 minute 1/2 d'asphyxie complète, l'oxygène dans le sang veineux a complètement disparu ; 2° On sait, d'autre part, que tandis que le sang est toujours saturé d'oxygène chez les oiseaux, il ne l'est pas chez les mammifères et pourrait encore en absorber une certaine quantité. Or, la différence entre la quantité absorbée dans les conditions ordinaires et la quantité maxima absorbable, constitue une marge utilisée précisément dans les cas où l'organisme, par des causes diverses, se trouve en présence d'une gêne de l'hématose (air raréfié ou autres causes). Les expériences intéressantes et peu connues exécutées par le regretté Biarnès, en 1891, montrent qu'après l'empoisonnement partiel par le gaz CO, par exemple, l'hémoglobine non atteinte par le poison utilise au maximum son pouvoir fixateur d'oxygène et réalise ainsi un vrai moyen de défense pour l'animal intoxiqué. De même après une forte saignée, etc.

Or, il est évident que dans les cas d'ascension en ballon, par exemple, ce dernier moyen de défense s'ajoutant à la réserve d'oxygène, envisagée sous le § 1°, pourra suffire au maintien de la respiration normale des tissus pendant la courte durée de l'ascension et il n'y a pas à s'étonner qu'il ne se soit produit aucune hyperglobulie et à en tirer argument, comme on a voulu le faire, contre l'existence de l'hyperglobulie produite par un séjour à l'altitude. Celle-ci, c'est-à-dire l'hyperglobulie réelle, telle que nous l'avons établie à la suite de nos premières recherches faites dans la Cordillère des Andes et vérifiée ultérieurement au Pic du Midi et dans le laboratoire de physiologie du Pᵣ Jolyet, telle qu'elle a été confirmée par des recherches expérimentales de Sellier, de Regnard, et les observations de nombreux médecins en Suisse est, fait d'une importance considérable, caractérisée par la formation de nouveaux globules.

Nous allons donc, dans les lignes qui vont suivre, non pas reproduire les résultats de nos premières recherches et de celles qui ont suivi immédiatement, résultats déjà vieux de plus de 20 ans et consignés dans de nombreuses publications classiques, notamment dans le beau livre de Regnard, sur la Cure d'altitude, et dans le grand Traité d'hématologie de

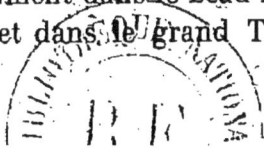

Besançon et Labbé, etc..., mais examiner les principales objections faites à l'existence de cette hyperglobulie, soit d'après des vues simplement théoriques, soit d'après des résultats en apparence négatifs ou contraires de quelques observations plus récentes.

Dans ces dernières années, comme je le disais plus haut, on a voulu opposer aux recherches des premiers observateurs, des résultats obtenus dans des conditions absolument différentes, et la question de l'hyperglobulie qui, jusque en 1900 environ, était très simple et très claire, est devenue un véritable chaos. Or, suivant une tendance d'esprit fâcheuse, ce sont toujours les dernières recherches qui sont présumées les plus exactes, et il a suffi de quelques résultats discordants, apportés récemment, pour faire mettre en doute toutes les observations et les expériences antérieures. N'est-ce pas le cas de répéter que tout ce qui est nouveau n'est pas vrai et que tout ce qui est vrai n'est pas nouveau ?

Je n'ai pas l'intention de discuter une à une toutes ces affirmations contraires à la réalité de l'hyperglobulie, mais je les comprends implicitement dans l'examen que je vais faire des principales objections mises en avant contre l'hyperglobulie des altitudes. Je les rangerai sous six chefs principaux :

Examen des Objections faites à l'Hyperglobulie des Altitudes.

Première Objection. — *Le défaut de concordance des chiffres obtenus par les différents observateurs prouve que l'hyperglobulie n'existe pas.*

Une objection de cette nature est faite pour surprendre dans un domaine où tout varie : les Observateurs, dont chacun a son équation personnelle, les Méthodes de numération (procédés et appareils) dont chacun, même en admettant son emploi irréprochable, fournit forcément des résultats plus ou moins différents de l'un à l'autre ; enfin, les sujets d'observation, encore plus variables dans leurs façons de réagir, puisqu'ils sont des êtres vivants. Est-ce qu'en Clinique, et même en Physiologie expérimentale, deux malades ayant la même maladie, deux chiens sur qui on fait une même expérience, ont des symptômes et des réactions identiques et de même intensité ? Cela est évidemment impossible et il ne s'en suit pas que la Clinique et l'Expérimentation soient trompeuses. C'est le sens et non la valeur absolue des phénomènes qu'il faut considérer et il n'est pas douteux que, malgré des différences de détail inévitables dans une matière aussi délicate, l'immense majorité des observations sont en faveur de l'hyperglobulie produite par le séjour à la montagne. Le même raisonnement explique aussi pourquoi l'hyperglobulie qui, en principe, doit être à peu près proportionnelle à l'altitude, ne l'est pas complètement quand on compare les chiffres fournis par deux observateurs différents. Le tableau de concordance entre le nombre de globules et les diverses altitudes, établi par Koepe, est donc un schéma simplement vraisemblable, plutôt que l'expression d'une concordance mathématique qui ne peut pas exister.

Deuxième Objection. — *L'hyperglobulie est due à la concentration du sang, par suite de la grande sécheresse des altitudes et de l'augmentation de l'évaporation pulmonaire.*

Cette objection, qui a été formulée une des premières, est plus spécieuse que réelle et résulte d'un raisonnement *à priori*, dans lequel on oublie que l'animal n'est pas un vase inerte, mais un organisme vivant dont tous les éléments sont adaptés à certaines conditions *optimœ* et luttent sans cesse pour le maintien de ces conditions. Or, on sait combien le plasma du sang offre de tendance à la fixité, maintenant son isotonie par un véritable pouvoir régulateur siégeant, d'après Hamburger, dans l'endothélium des capillaires. Le fait même de l'augmentation de l'évaporation pulmonaire dans les altitudes n'est pas prouvé, car : 1° on ne boit pas davantage ; 2° la pesée directe a montré à Mosso qu'en fait, l'évaporation qui, d'après la loi de Dalton, devrait être deux fois plus grande au Mont-Rose qu'à Turin, y est, en réalité, moitié moindre, résultat confirmé par Guillemard et Moog, au Mont-Blanc.

N'est-il pas évident, d'ailleurs, que la loi de Dalton n'a été établie que pour les surfaces liquides libres et que tel n'est pas le cas de la nappe sanguine pulmonaire séparée de l'air par un double endothélium, c'est-à-dire par des cellules vivantes qui n'exercent pas moins activement là qu'ailleurs leurs fonctions électives et régulatrices.

Enfin, les expériences faites en cloche, dans des atmosphères artificielles où l'air ne tarde pas à être saturé d'humidité qui vient se condenser sur les parois de la cloche, montrent, chez les animaux en expérience, une hyperglobulie considérable contre laquelle on ne saurait invoquer la concentration du sang par sécheresse du milieu.

TROISIÈME OBJECTION. — *L'hyperglobulie n'est qu'apparente, elle n'existe que dans les vaisseaux superficiels et tient à des actions vaso-motrices dues à l'action du froid, de la lumière, du vent, etc..., qui modifient la répartition des globules et du plasma.*

Cette objection qui a été soulevée d'abord, par Mosso et ses élèves, d'une manière purement hypothétique, se présente aujourd'hui comme appuyée en apparence sur quelques expériences sur des cobayes, faites soit au Mont-Blanc, soit au Gôrnergrat, et surtout dans les ascensions en ballon. Les numérations simultanées du sang périphérique et du sang profond (intra-cardiaque) auraient montré l'hyperglobulie seulement dans le sang superficiel. Mais il s'agit, dans ces cas où l'hyperglobulie périphérique a été d'ailleurs très manifeste, d'ascensions très rapides non suivies de séjour et pendant lesquelles l'action perturbatrice de l'ascension a seule pu s'exercer. Or, nous avons précédemment signalé comment, grâce à la meilleure utilisation de l'hémoglobine et à la réserve d'oxygène qui reste dans le sang veineux, l'organisme peut résister, dans les ascensions rapides, à la raréfaction de l'oxygène sans recourir à la formation de globules nouveaux, qui n'a pas le temps de se produire dans la courte durée de l'ascension.

D'ailleurs ces phénomènes vaso-constricteurs, invoqués pour expliquer le caractère uniquement périphérique de l'hyperglobulie et dûs à l'action du froid, ne sauraient être admis comme constants. Si le Mont-Blanc, le Mont-Rose, le Gôrnergrat et quelques autres sommets d'Europe offrent un climat inhabitable, même l'été, en raison du froid constant qui y règne, il n'en est pas ainsi sur les hauts plateaux de l'Amérique du Sud, voisins de l'Equateur, où j'ai fait mes premières recherches et où le climat est tempéré. Quito, située à près de 3.000 mètres d'altitude, est célèbre par son printemps perpétuel ; Tarma, Jauja, situées dans des vallées, à plus de 3.000 mètres, doivent à la douceur de leur climat d'être des sanatoria très fréquentés par les tuberculeux des villes de la Costa. Or, va-t-on prétendre que les millions d'indigènes qui, grâce à l'hyperglobulie, se sont acclimatés à ces altitudes, sont en proie, depuis leur naissance jusqu'à leur mort, à un spasme vasculaire qui ferait de l'asphyxie locale réflexe des extrémités, non plus un simple fait accidentel, mais un état constitutionnel atteignant toute une race et sévissant même sur les animaux ?

Et puis le fait lui-même, sur lequel on s'appuie, à savoir la plus grande richesse en globules du sang superficiel par rapport au sang profond intra-cardiaque, n'est-il pas, dans une certaine mesure, un fait physiologique constant existant même à la pression ordinaire et par une température extérieure élevée ? Les auteurs qui font cette objection ont-ils donc oublié que le système lymphatique déverse continuellement dans les deux veines sous-clavières gauche et droite, une quantité notable de lymphe qui vient diluer le sang arrivant au cœur et diminuer sa richesse en globules ? Le sang du cœur, surtout chez les animaux mis en expérience, lapin et cobaye, continuellement en état de digestion et à lymphe abondante, est donc normalement beaucoup moins riche en globules que leur sang périphérique. Et il n'y a pas à tirer argument de phénomènes vaso-moteurs plus ou moins problématiques et qui, en tous cas, comme on l'a montré, ne peuvent avoir qu'un effet très passager. Cette objection ne résiste donc pas davantage que les précédentes.

QUATRIÈME OBJECTION. — *Les récentes ascensions en ballon n'ont pas démontré l'hyperglobulie.*

Je me refuse à admettre la valeur probante de cette objection. Les ascensions en ballon sont faites dans des conditions si différentes de celles où a été observée l'hyperglobulie des montagnes, qu'il est impossible de les comparer. Quelle ressemblance peut avoir une pointe de quelques heures dans les nuages, tels que les récents records des aviateurs Garros et Perregon, qui sont montés en une heure à 5.610 mètres et à 6.000 et redescendus en quelques minutes, avec un voyage et un séjour dans la montagne ?

Il est donc absolument contraire à la méthode scientifique de vouloir rapprocher des faits aussi dissemblables et nous avons déjà dit, d'ailleurs, pourquoi on peut ne trouver absolument aucune trace d'hyperglobulie dans une ascension en ballon. Cette objection est donc véritablement inopérante.

CINQUIÈME OBJECTION. — *Il existe naturellement dans l'organisme plus de sang et plus de globules qu'il ne faut pour assurer l'hématose, même aux altitudes, et l'hyperglobulie est inutile.....; par conséquent, elle n'existe pas.*

Cette objection, formulée par Mosso, est une objection de pur raisonnement, quelque chose comme un procès de tendance. On sait, en effet, que Mosso ayant inventé la théorie de l'Acapnie, qu'il oppose à la théorie de l'Anoxyhémie, de P. Bert et de la plupart des physiologistes, pour expliquer le mal des montagnes, Mosso, dis-je, s'efforce de prouver que ce qui manque dans le sang aux grandes altitudes, ce n'est pas l'oxygène, mais le CO_2. Or, l'hyperglobulie prouve le contraire. Elle ne se produit, en effet, que pour compenser la diminution de tension de l'oxygène qui augmente à mesure qu'on s'élève dans la montagne. L'hyperglobulie est donc une sorte de témoin gênant pour l'Acapnie, que Mosso s'est efforcé par tous les moyens de faire disparaître, et c'est lui qui, directement ou par ses suggestions physiologiques, a provoqué, depuis 1895, les critiques et les objections que nous avons précédemment réfutées.

Mosso prétend que malgré la raréfaction de l'air dans l'altitude, l'oxygène ne manque pas dans le sang et que, d'après l'examen des courbes de dissociation de l'oxyhémoglobine de Hufner, le sang ne commence à cesser de capter l'oxygène qu'à la pression de 238 mm., correspondant à l'altitude de 8.600 m. jamais atteinte en montagne. Mais là encore, on a rapproché

des choses qui ne se ressemblent pas ; les solutions d'oxyhémoglobine *in vitro* étudiées par Hufner, sont un liquide
inerte ; dans le sang, qui est un liquide vivant, l'hémoglobine
est non en solution dans la plasma, mais emprisonnée dans
une cellule vivante, le globule rouge, qui ne se comporte
nullement comme la solution d'Hufner et qui, fait pour tra-
vailler à la pression atmosphérique de 760 mm., perd peu à
peu son aptitude à fixer l'oxygène, à mesure que la tension
de ce gaz diminue et que l'altitude augmente.

On sait quelle ingéniosité Mosso et ses élèves ont déployée
pour défendre la théorie de l'acapnie. Mais, en dehors de
l'école de Turin, la plupart des physiologistes italiens ne
l'ont pas acceptée, et Luciani, l'éminent professeur de l'Université de Rome, auteur d'un des meilleurs Traités contem-
porains de physiologie, la combat vivement. L'expérience de
tous les jours parle, d'ailleurs, plus haut que la théorie. Ce
que les aéronautes et les aviateurs emportent dans leurs
ascensions à grande hauteur, ce ne sont pas des tubes
d'acide carbonique, mais des tubes d'oxygène. Malgré l'auto-
rité de Mosso, l'acapnie n'est qu'une théorie ; l'hyperglobulie
des altitudes reste un fait.

SIXIÈME ET DERNIÈRE OBJECTION. — *La disparition rapide
de l'hyperglobulie par le retour aux bas niveaux, sans qu'on
remarque aucun des phénomènes qui accompagnent la destruction abondante des globules rouges, est la preuve de l'inexis-
tence de l'hyperglobulie.*

Je réponds encore qu'il n'en est rien. Cette disparition de
l'hyperglobulie par le retour dans la plaine, c'est-à-dire
lorsque la tension de l'oxygène augmente, est simplement un
phénomène inverse de l'apparition des globules nouveaux
par l'action de l'air raréfié. Il est dû à la rentrée dans leurs
foyers de production ou de réserve (moelle osseuse, rate,
plexus veineux profonds) des globules en surnombre deve-
nus momentanément inutiles.

Ce phénomène est analogue à celui qui se produit chez le
nouveau-né, lorsqu'il passe, de la respiration placentaire dans
un milieu peu oxygéné et où il est en état d'hyperglobulie
notable, à la respiration pulmonaire dans l'air ambiant,

beaucoup plus riche en oxygène. Le chiffre de ses globules diminue, en quelques jours, de 1 million environ par millimètre cube, sans s'accompagner de destruction de ces globules, qui vont simplement s'emmagasiner dans la profondeur des organes hématopoiétiques, pour en ressortir, vraisemblablement, suivant les besoins ultérieurs.

De même chez l'animal en hibernation, le nombre des globules, par suite de la diminution des besoins d'oxygène des tissus, tombe à 2 millions par millimètre cube, de 7 millions qu'il atteignait avant que l'animal s'endorme, ainsi que l'a constaté Vierordt, il y a déjà bien longtemps.

Cette dernière objection, tirée de la disparition apparente des globules par la descente aux bas niveaux, n'est donc pas plus fondée que les autres, et les malades qui sont allés chercher le bénéfice de l'hyperglobulie dans la montagne ne sont pas victimes d'une illusion et ne perdent pas ce bénéfice à leur retour à la plaine.

Conclusions

Les effets physiologiques du climat d'altitude doivent être distingués suivant qu'ils s'appliquent à une courte ascension plus ou moins rapide ou à un séjour de quelque durée.

Dans le premier cas, ils se traduisent surtout par une *action perturbatrice*, plus ou moins profonde, exercée sur les diverses fonctions de l'organisme et pouvant aller jusqu'à la production du mal des Montagnes dans les ascensions à grande hauteur. L'hyperglobulie, plus ou moins constante, qui se manifeste alors, peut n'être que périphérique et due au froid ou à des actions mécaniques modifiant l'hydraulique circulatoire. D'autres troubles nombreux et variés, sur lesquels nous n'avons pas à insister ici, caractérisent aussi cette phase initiale perturbatrice.

Au contraire, dans le cas de séjour plus ou moins prolongé dans l'altitude, après cette première phase survient la phase secondaire ou d'*adaptation*. L'organisme s'accommode, par des mécanismes défensifs divers, à la vie dans l'air raréfié et l'hyperglobulie réelle, quoique toujours plus prononcée dans les vaisseaux superficiels, qui se produit alors, est elle-même une réaction chimiotactique de défense destinée à compenser, par l'augmentation du nombre de globules rouges, la moindre quantité d'oxygène que chacun de ces globules peut capter au niveau de la surface pulmonaire. Cette réaction, dont le degré est plus ou moins variable suivant les individus, n'est qu'approximativement proportionnelle à l'altitude. La présence dans le sang d'éléments nombreux néo-formés (globulins ou microcytes), signalée par un très grand nombre d'observateurs et constatée sur les animaux, dans les expériences en cloche, prouve que cette hyperglobulie est réelle. Elle doit être rapprochée des hyperglobulies par anoxyhémie de l'asphyxie subaiguë, par sténose de la trachée et de celles de la cyanose congénitale avec rétrécissement de l'artère pulmonaire.

Les ascensions en ballon, correspondant uniquement et d'une façon encore plus accentuée à la phase perturbatrice des ascensions en montagne, ne peuvent fournir des résultats probants ni pour ni contre l'existence de l'hyperglobulie d'adaptation, et il n'y a pas lieu d'en faire état dans l'étude de l'action hématogène du climat de montagne, étude qu'elles ont contribué à obscurcir.

L'hyperglobulie d'adaptation à l'altitude n'est pas due à la concentration du sang par suite de la sécheresse du climat de montagne, mais elle est réelle.

L'hyperglobulie d'adaptation n'est pas due à la vaso-constriction des capillaires superficiels produite par le froid.

L'action hématogène de l'altitude ne disparaît pas complètement après le retour dans la plaine, mais devient seulement latente, et les globules en surnombre se comportent comme ceux de l'enfant nouveau-né et de l'animal en hibernation.

Il n'est pas exact de prétendre que l'hyperglobulie est un phénomène inutile et par suite inexistant, parce que, suivant quelques physiologistes, l'organisme contiendrait plus de sang qu'il n'en faut pour approvisionner suffisamment les tissus d'oxygène, même dans l'air raréfié. Les observations en montagne et les expériences en cloche prouvent exactement le contraire.

Le climat de montagne reste donc, en dehors de son action

générale sur la nutrition et sur le système nerveux, un moyen énergique et efficace d'agir sur les fonctions particulières de l'hématopoïèse et sur la crase sanguine, par le réveil et la mise en mouvement de l'activité formatrice des cellules hématogènes, érythroblastes, cellules de Neumann, etc.

Les faibles altitudes, 800 à 1.200 mètres, ressemblent aux petites doses des médicaments actifs et elles ne produisent qu'une perturbation très faible ou nulle, mais elles n'en amorcent pas moins, quoique d'une façon atténuée et parfois plus ou moins latente, mais pourtant réelle, le travail de rénovation sanguine qui contribue à donner une si grande importance au traitement orothérapique.

Les altitudes moyennes, 1.200 à 2.000 mètres, et les grandes altitudes, 2.000 à 4.000 mètres et au-delà (habitables seulement hors d'Europe, sur les hauts plateaux de l'Amérique du Sud et de l'Asie, sont les vrais terrains où l'hyperglobulie d'altitude se produit avec toute son ampleur. Le caractère irréfutable de réaction défensive de l'organisme contre la raréfaction de l'oxygène dans l'air ambiant qu'elle revêt alors, met une fois de plus en évidence cette grande Loi physiologique de l'adaptation des Etres vivants aux conditions du milieu extérieur dans lesquels ils sont appelés à se développer et à vivre.

Les montagnes françaises de la Savoie, du Dauphiné, du Plateau Central et surtout nos Pyrénées, offrent d'innombrables lieux de cure d'altitude pour l'été. Mais la vogue récente qu'ont obtenue les *Semaines de Sports d'Hiver*, permet de penser qu'on pourrait organiser, grâce à la construction déjà avancée des chemins de fer qui atteindront les sommets, quelques stations de *Cures d'Hiver*, qui se montreraient certainement aussi efficaces que celles de l'Engadine.

Puisse la Société de Climatologie de Bordeaux contribuer à ce progrès ! C'est le vœu que je formule en terminant.

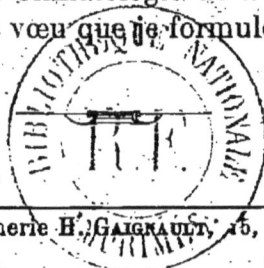

Issoudun. — Imprimerie H. GAIGNAULT, 15, rue Victor-Hugo.

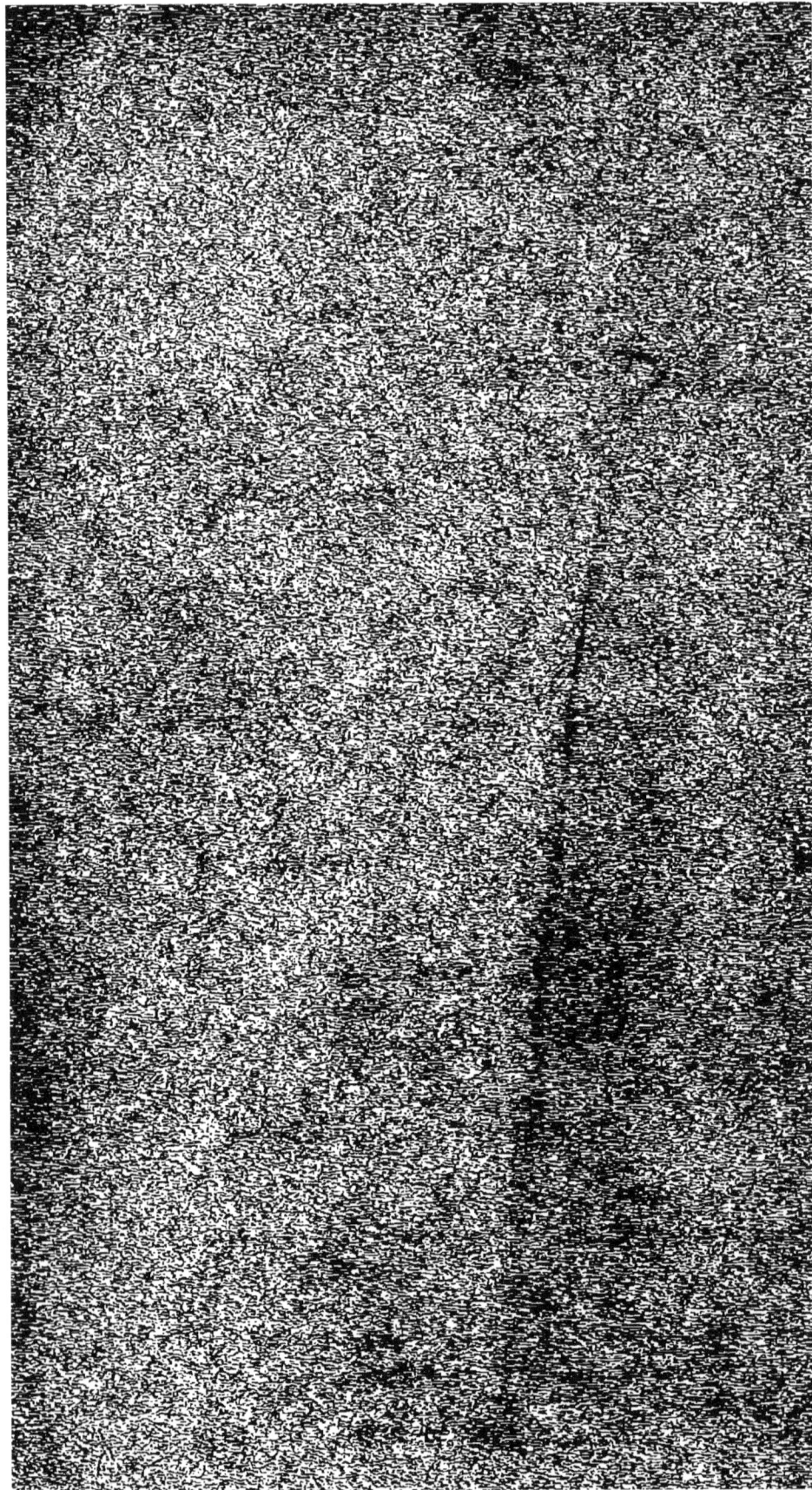

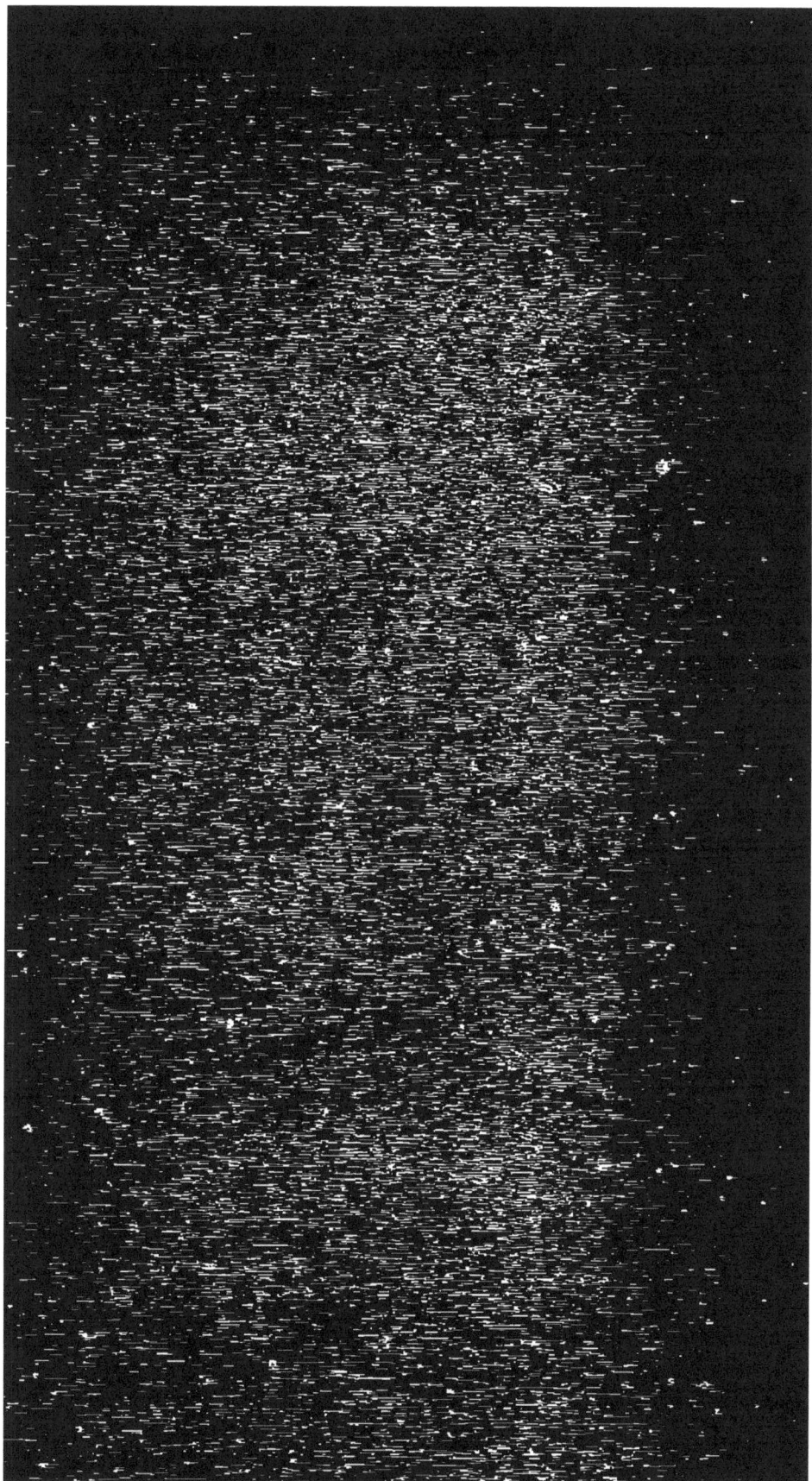